DE

L'ORCHITE INGUINALE

PAR

Firmin-Casimir ALLIEZ,

Docteur en médecine de la Faculté de Paris.

PARIS

A. PARENT, IMPRIMEUR DE LA FACULTÉ DE MÉDECINE

RUE MONSIEUR-LE-PRINCE, 29 ET 31

1876

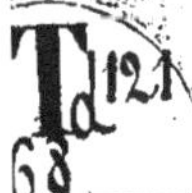

DE

L'ORCHITE INGUINALE

PAR

Firmin-Casimir ALLIEZ,

Docteur en médecine de la Faculté de Paris.

PARIS

A. PARENT, IMPRIMEUR DE LA FACULTÉ DE MÉDECINE

RUE MONSIEUR-LE-PRINCE, 29 ET 31

1876

DE

L'ORCHITE INGUINALE

L'orchite et l'épididymite sont des affections d'observation journalière, qui ne donnent lieu à aucune difficulté sérieuse de diagnostic. Il n'en est plus ainsi, quand l'un des deux ou les deux testicules n'ont pas effectué leur descente dans les bourses et occupent une position anormale dans l'abdomen, le canal inguinal, le canal crural, etc., etc. Les exemples de monorchidie et de cryptorchidie, sans être très-communs, se rencontrent néanmoins assez souvent, ainsi qu'en témoignent les nombreux faits rapportés dans les travaux de Curling (1), O. Lecomte (2), Goubaux et Follin (3), M. Gosselin (4), et surtout dans le mémoire de Godard (5). Or,

(1) Curling. Diseases of the testis, 2e édition, traduit par M. Gosselin.

(2) O. Lecomte. Des ectopies congéniales du testicule et des maladies de ces organes engagés dans l'aîne. Thèse de doctorat, 1851, n° 159.

(3) Goubaux et Follin (Mém. de la Soc. de biol., 1855). Ce travail, lu à la Société de biologie le 8 mars 1856, a été publié dans les mémoires de l'année précédente.

(4) Gosselin. Clin. chir. à l'hôpital de la Charité, 1873. Formes insolites de l'orchite, p. 384.

(5) Godard. Etude sur la monorchidie et la cryptorchidie chez l'homme.

les testicules en état d'ectopie, n'en sont la plupart du temps que plus exposés aux différentes causes déterminantes de l'orchite et de l'épididymite. Si l'ectopie testiculaire n'a pas été reconnue, l'on risque fort de commettre des erreurs de diagnostic, et cela arrive d'autant plus facilement que les symptômes de l'orchite et de l'épididymite du testicule inclus sont très-sensiblement différents des symptômes présentés par ces mêmes affections à l'état ordinaire.

Nous avons eu l'occasion d'être témoin d'un cas d'orchite intra-inguinale, dont l'observation est relatée plus loin ; quatre ou cinq autres cas nous ont été communiqués, se rapportant à peu près tous à des inflammations, de causes diverses, de testicules non descendus et retenus plus ou moins haut dans le canal inguinal.

Dans ce modeste travail, nous voulons simplement étudier l'orchite intra-inguinale, au point de vue de ses *causes*, du *diagnostic* et du *traitement*. Nous laisserons de côté, par conséquent, les autres affections dont les testicules retenus dans le canal peuvent être le siége et qui, d'ailleurs, sont de même nature que celles qu'on observe sur les testicules occupant leur position habituelle (atrophie, dégénérescence cancéreuse, tuberculeuse, syphilitique, etc., etc.). Nous ne parlerons pas non plus de toutes les variétés d'ectopies et des conséquences qui en dérivent, au point de vue physiologique. Les recherches de Lecomte et de Godard ont élucidé d'une manière à peu près définitive ces questions, auxquelles les travaux plus récents de physiologie n'ont rien ajouté de véritablement important.

Le plan que nous avons adopté sera le suivant :

Dans un premier chapitre, nous étudierons les causes

de l'inflammation du testicule en inclusion inguinale, leur fréquence, leur mode d'action.

Ensuite nous exposerons, d'après nos observations, les symptômes de cette affection, en tâchant, autant que possible, de faire ressortir les pointsqui rendent le diagnostic particulièrement difficile et qui peuvent conduire à commettre des erreurs, dont on a malheureusement un assez grand nombre d'exemples.

Enfin, la dernière partie sera consacrée à l'étude du traitement.

CAUSES.

A. *Causes prédisposantes.* — L'anomalie de position, constituant dès l'abord une prédisposition manifeste qui favorise l'action des causes habituelles de l'orchite, nous dirons quelques mots de la position du testicule et du siége que peut occuper l'ectopie testiculaire :

« Jusqu'au troisième mois de la vie intra-utérine, les testicules sont placés derrière le péritoine, et leur extrémité supérieure est en rapport avec la partie inférieure des reins; vers le quatrièmemois, sollicités par l'action du *gubernaculum testis*, ils commencent à descendre; au septième mois, ils sont situés derrière l'anneau abdominal du canal inguinal; au huitième mois, le canal est traversé, et au neuvième mois, l'anneau cutané est franchi, et la glande est dans le scrotum. (Godard, p. 5.)

« Le *gubernaculum testis* s'insère, supérieurement, à la partie inférieure du testicule et au point de jonction de la queue de l'épididyme avec le canal déférent.

« En bas, après avoir pénétré dans l'anneau abdominal du canal inguinal, les fibres qui composent le gouvernail du testicule ne se divisent pas précisément en faisceaux ; elles s'éparpillent plutôt, comme l'ont parfaitement démontré MM. Curling et Ch. Robin (1), et comme nous l'avons vu nous-même.

« Les fibres les plus externes se réfléchissent en dehors, s'accolent, et semblent se perdre sur le ligament de Poupart.

« Les fibres les plus internes se dirigent en dedans, et se terminent au niveau du pubis.

« Les fibres moyennes, séparées les unes des autres, viennent s'insérer à la face profonde de la partie externe de la peau du scrotum ; les autres semblent se perdre dans le tissu cellulaire des bourses. » (Godard, p. 20.)

Dans sa migration, le testicule entraîne avec lui un repli du péritoine, qui forme la tunique vaginale du testicule. Lorsque la glande est dans les bourses, la communication entre la cavité péritonéale et le repli qui enveloppe le testicule est complètement interrompue par accolement des parois, depuis l'épididyme jusqu'au-dessus de l'anneau inguinal interne. C'est donc au moment de la naissance que paraît s'effectuer la séparation des deux poches séreuses. Toutefois, il arrive que la communication persiste, et le fait est plus commun dans les cas d'arrêt du testicule, surtout dans les cas d'arrêt à l'anneau abdominal.

Mais les choses ne se passent pas toujours aussi régulièrement : la glande séminale peut s'arrêter dans tous les points de son parcours, c'est-à-dire, dans l'abdomen, à l'anneau interne, dans le canal inguinal, à l'anneau

____

(1) Recherche sur la nature muscul. du gubernaculum testis, par M. Ch. Robin, Mém. de la Société de biol., 1849.

cutané. On peut donc, à l'exemple de Velpeau, diviser les cas d'inclusion inguinale en : 1° inguinale interne; 2° inclusion interstitielle; 3° inclusion inguinale externe. Dans toute inclusion inguinale, le testicule occupe généralement une position telle, qu'il est dirigé obliquement de dehors en dedans, de haut en bas, et d'arrière en avant; par conséquent, le canal déférent, les vaisseaux et les nerfs qui constituent le cordon, s'insèrent à l'extrémité supérieure. Mais il peut aussi se faire qu'il y ait inversion, c'est-à-dire que le bord auquel l'épididyme est accolé soit anormalement dirigé en haut (inversion supérieure), en avant (inversion antérieure), en dehors ou en dedans (inversion latérale).

Ces cas sont toutefois assez rares dans les inclusions inguinales, pour qu'on les ait à peine signalés.

Enfin, nous devons ajouter qu'il existe des anomalies de situation dans lesquelles le testicule occupe un siége tout à fait en dehors de la voie qu'il suit dans sa migration physiologique. Ainsi on l'a rencontré dans le périnée, dans le canal crural, etc. Ces anomalies de siége du testicule non descendu ne doivent pas nous arrêter.

L'ectopie testiculaire peut être simple ou exister des deux côtés. Les individus porteurs de cette anomalie sont dits, suivant les cas, monorchides ou cryptorchides (Godard).

Il arrive aussi que l'inclusion inguinale du testicule chez certains monorchides, au lieu d'être congénitale, s'est montrée plus ou moins longtemps après la naissance. On trouve dans les auteurs des exemples authentiques de l'existence de cette anomalie; elle semble se produire en général sous l'influence de violences extérieures.

Enfin, il est certains individus chez lesquels l'ouverture assez large de l'anneau inguinal externe permet de faire remonter jusque dans le canal le testicule, soit d'un seul côté (obs. n° 3), soit des deux à la fois, par l'action énergique des contractions du crémaster (Marshall) (1). On s'explique ainsi que des individus parfaitement constitués jusque-là aient pu devenir monorchides à l'époque de la puberté et après, ou bien dans certaines circonstances où le testicule étant remonté dans l'anneau ou dans le canal, n'a pu effectuer de nouveau sa descente. L'application intempestive de bandages a conduit quelquefois au même résultat.

Le testicule retenu dans le canal inguinal est mobile ou contracte des adhérences avec les parties voisines. Cette dernière particularité semblerait la plus ordinaire et, suivant certains auteurs, paraît constante. Il est également d'observation que les testicules retenus dans l'anneau externe ou dans le canal inguinal ont un volume moindre et, sans avoir perdu la structure spéciale de la glande spermatique, sont atrophiés, enveloppés d'une atmosphère cellulo-graisseuse plus abondante, ce qui a pu faire dire à Follin que dans les cas d'ectopie, le testicule non descendu devenait fibreux ou graisseux.

M. Gosselin et Godard ont démontré, au contraire, que, malgré la diminution de volume, les tubes séminifères conservent leur structure normale et contiennent un liquide sécrété, dans lequel, il est vrai, il n'existe jamais de spermatozoïdes. Il ne faut pourtant pas donner à cette question une solution absolue.

L'atrophie est donc la règle pour le testicule retenu

(1) Note de Palmer à l'ouvrage de John Hunter, t. IV, p. 6.

dans l'aine ; très-souvent il a contracté des adhérences, surtout en arrière. Cette particularité nous semble révéler une première cause d'inflammation qui passe presque toujours inaperçue.

On doit se demander, en effet, si un certain degré d'inflammation n'est pas déterminé, dans quelques cas, du fait même des obstacles rencontrés par le testicule dans sa migration, comme il arrive aux parties rétrécies du canal inguinal (anneau abdominal, anneau cutané). D'un côté, les contractions énergiques du crémaster sollicitent le testicule ; de l'autre, soit par suite d'une disproportion du volume de la glande, soit que les anneaux rigides antérieur et postérieur du canal n'offrent pas une ouverture suffisante, il en résulte que la glande en s'engageant subit une compression qui doit être le point de départ d'inflammations partielles de l'enveloppe ou même du testicule, d'où proviennent les adhérences signalées.

Le testicule arrêté dans sa migration ou remonté accidentellement, peut être étranglé par l'anneau externe et interne. Dans ces circonstances, il se produit sans aucun doute une inflammation des enveloppes qui fixe par des adhérences aux parties voisines le testicule enclavé. L'organe subit d'abord un arrêt de développement, et plus tard une atrophie consécutive qui peut le réduire à l'état graisseux ou fibreux. Les faits incontestables cités par Goubaux et Follin d'atrophie fibreuse ou graisseuse, ne laissent aucun doute sur la possibilité de cette transformation. Toutefois, il convient d'ajouter que c'est là l'exception, et que même, lorsque le testicule subit une très-forte réduction, au point d'égaler à peine le volume d'une fève, on retrouve dans la glande les tubes séminifères semblables à ceux du testicule normal, et un liquide qui n'en diffère que par l'absence de spermatozoïdes.

C'est ainsi que s'explique l'apparition des orchites par propagation chez les sujets atteints de blennorrhagie ou de blennorrhée, ou bien survenant à la suite du cathétérisme. Il est nécessaire, en effet, pour que l'extension de l'inflammation uréthrale soit possible, que la communication par le canal déférent existe entre le testicule et l'urèthre.

Dans tous ces cas d'atrophie et de fixation du testicule aux anneaux ou dans le canal inguinal, la glande séminale a complètement perdu la mobilité dont elle jouit dans les bourses. Nous ajouterons ici qu'il est des exemples plus fréquents qu'on ne le pense, où le testicule, sans être, à vrai dire, retenu dans le canal inguinal, ou à l'anneau cutané, n'est cependant pas tombé au fond des bourses. Les individus qui sont dans ce cas, ne sont pas à proprement parler porteurs d'une ectopie testiculaire. Mais soit que des adhérences aient retenu l'organe juste à sa sortie de l'anneau, soit pour toute autre cause, la glande semble appliquée sur l'orifice cutané du canal inguinal et ne jouit que d'une mobilité relative.

Diverses causes peuvent produire accidentellement et temporairement cet effet. Ainsi, il est bon nombre d'individus, surtout avant l'époque et à l'époque de la puberté, chez qui les contractions très-énergiques du crémaster font remonter le testicule jusqu'à la racine de la verge, de telle sorte qu'il semble y être retenu anormalement. La *frayeur*, l'*impression* du *froid*, les *ardeurs vénériennes*, les *excès de coït*, produisent chez cer-

tains sujets comme une sorte de tétanisation de l'enveloppe musculaire qui a pour effet de relever la glande
et de l'appliquer fortement sur la paroi abdominale.

Ce sont là, à proprement parler, des éctopies tempo-
raires et non des anomalies persistantes. On peut supposer cependant que des adhérences peuvent retenir le
testicule remonté, sous l'influence de causes diverses.
Il était nécessaire de signaler ces particularités qui se
rencontrent encore assez souvent; elles présentent du
reste quelques analogies avec ce qui se passe dans les
cas d'arrêt du testicule dans le canal inguinal.

Quoi qu'il en soit, dès que le testicule a perdu sa mobilité, il devient par cela même plus apte à être influencé
par les agents extérieurs. Godard a eu le mérite de faire
ressortir parfaitement cette cause prédisposante à des
accidents ultérieurs. — Voici ce qu'il dit à ce sujet :
« Le testicule jouit d'une sensibilité très-grande : exposé
à chaque instant à être froissé ou comprimé, il n'é-
chappe aux accidents que grâce à la mobilité excessive
qu'il doit à ses enveloppes. Recouvert par une séreuse
lâche et étendue, appendu dans un sac musculeux et
contractile, enveloppé par le dartos, qui lui-même se
contracte, il se déplace avec la plus grande facilité, et
lorsqu'il est remonté par le crémaster, il vient se placer
sur le côté de la racine de la verge. »

« Le testicule perd-il cette propriété, à chaque instant
froissé, contusionné, il devient le siége de douleurs
vives, et n'échappe aux accidents que si on le relève
avec un suspensoir. » (Godard, p. 44.)

On peut donc considérer le fait même de l'arrêt du
testicule dans un point plus ou moins élevé du canal
inguinal, comme une des causes prédisposantes les

plus efficaces de son inflammation qu'elle qu'en soit d'ailleurs la cause occasionnelle.

Les adhérences aux parois du canal, l'étranglement dans les anneaux, la perte absolue de la mobilité, et enfin cette disposition native en vertu de laquelle, sous l'influence du froid, de la frayeur, d'excès de coït, etc., le testicule peut remonter au point de constituer une ectopie temporaire, concourent au même résultat et contribuent ainsi à favoriser l'action des causes directement déterminantes de l'orchite inguinale.

B. *Causes occasionnelles.* — Toutes les causes capables de produire l'orchite ordinaire, [peuvent déterminer l'inflammation de la glande séminale qui n'a pas effectué sa migration. On doit donc les ranger sous les trois chefs suivants :

1º Celles qui résultent d'une propagation blennorrhagique ; 2º celles qui sont la conséquence d'un traumatisme quelconque ; 3º celles qui sont dues à des métastases ou qui surviennent dans le cours ou au déclin de fièvres graves.

1º A. *Orchite blennorrhagique.* — L'orchite inguinale de cause blennorrhagique est celle qui a été le plus souvent rencontrée ; le mémoire de Godard contient un assez grand nombre d'observations empruntées à différents auteurs français et étrangers, et quelques-unes qui lui sont personnelles.

Il semble que lorsqu'un individu cryptorchide ou monorchide est atteint de blennorrhagie aiguë ou de blennorrhée, l'inflammation ait plus de tendance à se propager le long des voies spermatiques attenant au, testicule non descendu. Il ne répugne pas d'admettre que cette sorte de prédilection tient : 1° à ce que l'éctopie testiculaire a pour effet de raccourcir les voies de communication ; 2° à ce que la compression de tout ou d'une partie de l'organe inclus, entretient un état de congestion habituel de l'appareil séminal de ce côté qui le prédispose mieux à être envahi par l'inflammation.

Il est peu d'auteurs qui admettent aujourd'hui les orchites par sympathie, chez les sujets atteints d'écoulement uréthral. M. Gosselin (Clin., p. 380, t. II) repousse absolument cette manière de voir, et attribue l'orchite blennorrhagique « à la propagation de proche en proche, de la phlegmasie uréthrale, depuis la face interne des canaux éjaculateur et déférent jusqu'à celle du canal épididymaire. » Nous ne pouvons que partager l'avis de cet illustre maître.

Il faut remarquer que l'orchite parenchymateuse d'origine blennorrhagique est rare ; dans la très-grande majorité des cas l'épididyme seul est le siége de l'inflammation. Enfin, M. Gosselin désigne sous le nom d'*orchito-épididymite*, la variété dans laquelle existe l'inflammation simultanée de l'épididyme et du testicule.

Mais il n'en est pas de même lorsque l'inflammation de source blennorrhagique atteint un testicule non descendu. Contrairement à ce qui se passe dans l'état normal, l'organe tout entier participe le plus souvent à l'inflammation. Cependant Godard paraît être d'un avis opposé et affirme que l'inflammation du testicule non descendu affecte plus spécialement l'épididyme et la tunique vaginale et s'étend rarement au testicule luimême. Le nombre des observations connues n'est pas assez considérable pour généraliser cette conclusion.

Il y a pourtant toujours exception dans les deux cir-constances suivantes : *A*. Lorsque le testicule est retenu en arrière de l'anneau inguinal interne; *B*. Lorsque le testicule étant retenu dans le canal ou à l'anneau inguinal externe, l'épididyme est descendu dans les bourses.

A. Lorsque le testicule est derrière l'anneau interne, il a généralement conservé son volume normal ; de plus il échappe à toutes les violences extérieures auxquelles il est exposé quand il a franchi l'ouverture abdominale du canal. On conçoit donc, que l'on rentre ici dans la régle générale, et que la propagation de la phlegmasie blennorrhagique donnera lieu seulement à l'épididy-mite. C'est cette variété que Godard a décrite sous le nom d'*épididymite iliaque*. Elle offre toujours une certaine gravité, grâce aux connexions intimes de l'organe en-flammé avec le péritoine.

B. M. Gosselin a rapporté un fait des plus intéres-sants de la deuxième variété, concernant une épididy-mite isolée, l'épididyme étant déscendu dans le scrotum, tandis que le testicule arrêté dans le canal de l'épididyme fut en communication avec l'extrémité du testicule in-clus (Gosselin, Clin. chir., t. II, p. 304, Epididymite scrotale avec inclusion inguinale du testicule).

En résumé, dans les cas d'ectopie testiculaire, l'épidi-dymite blennorrhagique ne s'observe isolément que lorsque l'épididyme *seul* est descendu dans les bourses, le testicule étant retenu sur un point quelconque du canal inguinal, et en second lieu, lorsque le testicule inclus dans la cavité abdominale n'a pas franchi l'an-neau interne du canal. Dans tous les autres cas, quel que soit le siége de l'inclusion, la propagation de la phlegmasie uréthrale donne presque toujours lieu à l'inflammation de tout l'organe, autrement dit à une orchito-épididymite.

La blennorrhée réveillée par des excès récents, paraîtrait produire plus communément l'orchite inguinale, que la blennorrhagie franchement aiguë.

Il convient de faire rentrer aussi le cathétérisme au nombre des causes capables de donner naissance à l'orchite inguinale. Ici encore, c'est la propagation déterminée par le passage de l'instrument dans les profondeurs de l'urèthre, qui est la cause de la phlegmasie du testicule.

Les cas de ce genre sont très-rares. Godard (1) n'en signale qu'un cas dû à P. Robert.

Nous signalerons encore comme cause de l'orchite inguinale, les injections irritantes.

C. — *Causes traumatiques.* — Après la blennorrhagie et la blennorrhée, ou concurremment avec elle, la cause la plus ordinaire des orchites inguinales se trouve dans les violences auxquelles est exposé le testicule inclus.

Le testicule renfermé dans les bourses, grâce à la mobilité dont il jouit, et à l'extensibilité de ses enveloppes, se dérobe à l'action des agents extérieurs qui peuvent l'atteindre. Il subit néanmoins dans une mul-

---

(1) Godard, p. 86. Boyer ayant introduit une sonde dans la vessie chez un homme atteint d'un rétrécissement de l'urèthre, vit survenir des douleurs violentes à l'abdomen. Une tumeur considérable, inégale, dure, résistante, douloureuse à la pression, se développa dans le canal inguinal, tandis que de ce côté le scrotum était vide. Cette orchite disparut complètement sous l'influence d'un traitement antiphlogistique. (Recueil des mém. de méd. de chirur. et de pharm. milit , t. XXIV, 1828, p. 365.)

titude de cas, des violences, dont l'effet se traduit toujours par une inflammation du parenchyme de la glande, contrairement à ce qui se voit dans les cas de blennorrhagie où l'épididyme seul est d'abord affecté.

Or, toutes les causes externes capables de produire l'orchite chez un sujet bien conformé, agissent de même chez les monorchides ou cryptorchides dont un ou les deux testicules sont retenus dans une partie quelconque du canal inguinal. Suivant le siége occupé dans le canal par le testicule, celui-ci sera plus ou moins exposé. Il est certain que si la glande est enclavée dans le pli de l'aine, ou étranglée dans l'anneau externe, elle subit à chaque instant des froissements par le fait seul de la marche, de la course, du port d'un fardeau, etc. Il en est de même dans tous les mouvements de flexion ou d'extension du membre pelvie, dans l'accomplissement des fonctions physiologiques (défécation, coït, dans les secousses de la toux, et surtout dans tous les actes qui provoquent énergiquement le phénomène de l'effort). Avec l'inclusion inguinale interne, le testicule échappe plus facilement à l'action des violences extérieures pourvu que la glande ne soit pas engagée assez profondément dans l'anneau abdominal. Aussi observe-t-on plus fréquemment dans l'inclusion inguinale *interne* et dans l'inclusion abdominale complète, l'épididymite de source blennorrhagique, désignée par Godard sous le nom d'épididymite iliaque, que dans l'inclusion interstitielle et dans l'inclusion inguinale externe. Néanmoins le testicule accolé à l'anneau abdominal, peut être directement atteint, par les coups portés de la région de l'aine. Curling (1) a rapporté l'observation d'un enfant

(1) Curling. Maladies du testicule, traduit par M. Gosselin, p. 38.

de 10 ans qui mourut d'une orchite inguinale interne déterminée par un coup de pied.

Quel que soit le siége de l'inclusion inguinale, le testicule est d'autant plus exposé à devenir le siége d'une inflammation sous l'influence de violences extérieures, qu'il est plus solidement immobilisé.

Il faut donc regarder comme susceptible de déterminer l'orchite traumatique inguinale, non-seulement les coups directement portés dans la région, mais encore, les efforts de la marche, du saut, de la course, de la natation, de l'équitation, de la défécatiou, de la toux, du coït, de la masturbation. Et nous devons dire que les efforts du coït tendent d'autant plus à froisser et à comprimer l'organe enclavé, que par suite de l'orgasme vénérien, la glande séminale devient plus turgescente.

Enfin, tous les auteurs et particulièrement Cruveilhier, O. Lecomte, Hunter et Godard ont attiré l'attention sur la fréquence de ces méprises, dont ils ont recueilli bon nombre d'exemples, où des orchites quelquefois mortelles ont été déterminées par l'application d'un bandage sur un testicule non descendu, d'abord pris pour une hernie.

L'inflammation déterminée par les causes traumatiques précitées, siége toujours dans le testicule luimême.

D. — *Causes générales.* — On voit encore apparaître l'orchite sous l'influence de causes générales et professionnelles. Cependant le mémoire de Godard, où sont rapportés tous les faits connus avant lui, ne signale aucun exemple d'orchite de ce genre, développée dans un testicule inclus.

Le testicule inclus peut être le siége de toutes les affections diathésiques qui l'atteignent dans les bourses. On peut donc voir survenir des orchites inguinales déterminées par des poussées inflammatoires tuberculeuses, cancéreuses, syphilitiques.

Les fièvres éruptives, les fièvres graves sont quelquefois marquées à leur déclin par le développement d'orchites, qui se terminent le plus souvent par suppuration.

Il y a lieu de croire que le testicule inclus dans l'aine, n'est pas à l'abri de cette localisation possible.

On sait que les oreillons s'accompagnent très-souvent d'orchites, désignées sous le nom d'orchites *métastatiques*. On n'avait jusqu'ici connaissance d'aucun fait de ce genre dans le cas d'inclusion inguinale. L'observatisn d'un malade atteint d'oreillons et d'orchite intra-inguinale, que nous rapportons plus loin (obs. 4), n'est que plus intéressante.

Enfin on sait que la manipulation de certains produits employés dans l'industrie, exerce quelquefois une certaine influence sur les organes génitaux (atrophie chez les individus qui manient le *sulfure de carbone*. Une variété d'orchite semble être due à l'absorption de l'aniline chez les sujets employés à sa préparation. Aucun exemple n'était encore connu dans la science de cette singulière détermination. M. le professeur Hardy a reçu le 22 avril 1876, dans son service à l'hôpital Necker, salle Saint-Luc, n° 17, un homme qui travaillait depuis un an environ à la préparation de l'aniline dans une fabrique de produits chimiques. Cet homme qui a

40 ans, qui n'a jamais eu de blennorrhagie ni aucune autre maladie, a les cheveux, les poils, les ongles entièrement colorés en rouge violet, indice d'une imprégnation dans l'organisme. Cet homme est aussi porteur d'une orchite parenchymateuse double pour laquelle il est entré à l'hôpital, et dont on ne peut attribuer l'origine qu'à l'absorption de l'aniline. Tel a été d'ailleurs le diagnostic formel de M. le professeur Hardy dont on ne peut contester la haute compétence.

Plus récemment, M. Laboulbène a présenté à la Société des hôpitaux un malade qui a travaillé dans. l'aniline et qui a ressenti des douleurs dans la verge et dans les bourses. M. Bergeron a vu un certain nombre de cas analogues, mais n'a jamais rien constaté du côté des organes génitaux (*Bulletin thérapeutique* 1876 p. 326).

Je crois que d'après ces faits on peut admettre que l'absorption de l'aniline peut, chez un monorchide ou un cryptorchide, provoquer l'inflammation du testicule non descendu dans les bourses.

La connaissance de ces déterminations morbides possibles par manipulation de certains produis chimiques peut servir, à l'occasion, à éclairer le diagnostic·

Ainsi peut se trouver écartée une source de grandes difficultés et de méprises déplorables, lorsqu'en présence d'une tumeur inflammatoire de l'aine, et de symptômes anormaux, dont l'origine était obscure et méconnue jusqu'alors, un interrogatoire et un examen méthodique et complet des antécédents, de la profession, des maladies antérieures, etc., viendront révéler l'existence de l'une des causes générales ou professionnelles énumérées plus haut.

Avant d'aborder l'étude des symptômes de l'orchite inguinale et des signes propres à assurer le diagnostic differentiel de l'affection, nous présentons ici les observations nouvelles que nous avons pu recueillir, et dont la lecture est la meilleure démonstration des difficultés avec lesquelles le praticien peut se trouver aux prises.

L'observation n° 1 nous est personnelle, grâce à l'extrême obligeance de notre ami le Dr A. Villaret qui a bien voulu nous procurer ainsi l'occasion de suivre avec lui toutes les phases de cette rare maladie.

Obs. 1. — M. B..., négociant, âgé de 31 ans, marié et père de deux enfants, fit appeler le Dr Villaret, le 23 avril 1872, à deux heures du matin ; depuis la veille il avait été pris de douleurs très-vives dans le bas-ventre, douleurs qui avaient augmenté graduellement d'intensité et pour lesquelles le malade demandait une consultation.

Voici les symptômes observés : Au niveau de la fosse iliaque gauche, sur une étendue de 10 centimètres environ au carré, douleur extrêmement violente ; cet espace est un peu tuméfié et le malade ne peut supporter même la pression du drap de lit ; il redoute aussi la pression même la plus légère ; la coloration de la peau est normale.

Le malade va tous les jours à la selle ; il a eu la veille une garde-robe normale, et s'il n'a pas été sur le vase ce jour-là, c'est qu'il redoute de faire le moindre effort. Il ne peut donc être question d'une obstruction stercorale.

Il n'a pas de nausées, peu de fièvre (80 puls.) ; l'exploration du pli de l'aine montre qu'il n'a pas de hernie, il a uriné comme d'habitude.

Le Dr Villaret arrête provisoirement sa pensée sur le diagnostic suivant : *Pelvi-péritonite circonscrite.* Mais, peu content de ce diagnostic, il continue à chercher une cause qui puisse mieux le satisfaire.

Il explore alors les organes génitaux et constate l'existence d'une blennorrhée que le porteur dit posséder depuis deux ans ; mais à la suite d'un festin, depuis deux jours, l'écoulement avait un peu augmenté et enfin il constate l'absence dans les bourses du testicule gauche.

Le sieur B... dit qu'il n'a jamais eu qu'un seul testicule.

Dès lors, le diagnostic était fait : *Orchite blennorrhagique du testicule gauche situé au moins au niveau de l'orifice interne du canal inguinal.*

On lui ordonne un grand bain chaud de deux heures de durée, qui amène un soulagement considérable qui permet d'explorer, mais encore avec grande douleur, la fosse iliaque. On trouve, en effet, en ce point, une tumeur du volume d'une petite pomme, qui est évidemment formée par le testicule enflammé.

Frictions douces et fréquentes au moyen d'onguent napolitain.

Le soir du 24, deuxième grand bain chaud de deux heures de durée.

Au sortir du bain, le malade est assez soulagé, il peut aller à la selle, il dort une grande partie de la nuit, les genoux relevés.

Le 25 avril, la douleur ne se fait sentir que lorsqu'on explore la région.

Les frictions avec l'onguent napolitain, discontinuées pendant la nuit, sont reprises, et dans la soirée on prescrit encore un grand bain prolongé.

Le 26, le malade se déclare presque guéri ; la tumeur de la fosse iliaque a diminué d'un tiers, elle n'est sensible que lorsqu'on cherche à en mesurer le volume.

Le malade garde encore le lit le 27.

Le 28, la guérison paraît complète, quoique l'exploration locale développe encore un peu de douleur.

Deux jours après, le malade peut sortir et se promener sans souffrance.

Nous devons la deuxième observation à nôtre excellent ami le Dr Veyssière, ancien interne des hôpitaux, lauréat de l'institut.

Obs. II. — Le 20 mai 1874, dit le Dr Veyssière, je fus appelé pour donner des soins à un jeune homme de 24 ans, employé de ministère. La personne qui venait me chercher était un de ses amis, étudiant en médecine, qui le soignait depuis qu'il était malade, c'est-à-dire depuis trois jours. Il me donna, en route, les détails suivants : M. X... avait été pris, le 17 mai, de douleur vive dans

le pli de l'aine du côté gauche ; cette douleur était promptement
devenue intolérable, elle ne permettait pas la plus légère palpation
dans toute la région inguinale gauche ; elle s'accompagnait d'une
fièvre intense, il avait eu des vomissements, le dernier était un
vomissement de bile.

Ces symptômes avaient fait croire à une péritonite ; on avait
essayé de faire sur la région douloureuse des applications de glace ;
mais le froid n'avait pu être supporté et n'avait produit qu'une exa-
cerbation dans la douleur.

M. X... paraissait, en effet, souffrir d'une manière atroce, quand
j'arrivai près de lui. Il avait une fièvre intense. A l'examen du
ventre, on constatait d'abord que la région inguinale du côté gauche était tendue et paraissait soulevée par une tumeur suivant la
direction du trajet inguinal. Il me fut à peu près impossible d'examiner par la palpation la nature de cette tumeur ; le moindre attou-
chement était intolérable, mais cette sensibilité était assez limitée,
et, pourvu que l'on eût soin de ne pas transmettre de mouvement
au point douloureux, on pouvait impunément examiner l'abdomen
en haut et à droite.

En examinant par comparaison le pli de l'aine du côté droit, je
reconnus au-dessus et en avant de l'arcade fémorale, une tumeur
mobile, de la grosseur d'un petit œuf de pigeon ; je remarquai en
même temps le soin que, par une pudeur bizarre, le malade, même
au moment de ses plus vives douleurs, prenait de recouvrir avec
son drap ses organes génitaux. Je dus faire violence à cette pu-
dique résistance et je reconnus que M. X... était cryptorchide, mais
que ce vice de conformation ne l'avait pas préservé de contracter la
chaudepisse.

Le scrotum absolument vide, était peu développé ; la verge,
d'un volume normal, était un peu sensible le long de l'urèthre dont
la pression méthodique fit sortir la goutte de pus caractéristique.

Le testicule droit, retenu dans l'anneau, n'était pas douloureux.
Il me parut peu développé et d'une consistance un peu molle. La
douleur si vive du testicule gauche ne me permit pas de l'examiner
et de préciser son siége, non plus que la variété d'orchite dont il
était atteint.

Le diagnostic était facile à poser, et malgré la douleur vive, les
vomissements et la fièvre intense, il me parut que nous n'avions affaire qu'à une orchite inguinale, l'étranglement du testicule enflammé par l'anneau suffisait à expliquer l'*intensité vraiment excep-
tionnelle de la douleur*, ainsi que la fièvre et les vomissements, que

l'on rencontre d'ailleurs parfois avec des orchites ou des épididy-
mites à siége normal. La douleur était trop nettement localisée
pour qu'on pût l'attribuer à une inflammation, même partielle, de la
séreuse péritonéale.

Je prescrivis l'application de 15 sangsues, des frictions d'onguent napolitain, un lavement purgatif ; un bain le jour suivant, etc.

Je ne revis pas le malade ; mais j'appris qu'il fut assez promptement rétabli.

Je regrette de n'avoir pu examiner le testicule après la guérison,
pour préciser le siége.

Cette troisième observation nous est communiquée
par notre ami le Dr Coste, chef interne à l'Hôtel-Dieu
de Marseille.

Obs. III. — Le nommé M... B..., âgé de 21 ans, bourrelier,
entre à l'Hôtel-Dieu le 23 juillet 1869, salle Saint-Louis, n° 6, service de M. Chapplain.

A la suite d'un coït exagéré qui remontait à neuf jours, cet
homme fut pris, le 14 juillet, d'une blennorrhagie de moyenne
intensité, caractérisée par de la douleur à la miction et un écoulement purulent. Le 21, il éprouva au niveau du canal inguinal
gauche une légère douleur et constata, dit-il, en ce point, par la
palpation, une petite tumeur de la grosseur d'une aveline, roulant
sous le doigt. Le lendemain, après un bain, la tumeur augmenta de
volume, devint plus douloureuse, au point de gêner la marche, ce
qui le décida à venir à l'hôpital le 23 juillet.

A son entrée, la blennorrhagie persiste : on ne retrouve dans les
bourses que le testicule droit. Au niveau du canal inguinal gauche on constate, par la palpation, la présence d'une tumeur de la
grosseur d'une noix : tumeur dure, pouvant être assez bien limitée
et faisant éprouver au malade, quand on la presse, une douleur
assez vive, comparable à celle qu'il ressent si on comprime le testicule droit. Cet homme raconte que, jusqu'au 21, le testicule gauche entrait et sortait, mais que depuis il n'avait pas reparu. La peau
de la région a sa couleur normale, la toux et les cris exagèrent la
douleur. Il y a quelques nausées, même des vomissements, les
selles persistent.

Traitement : cataplasmes, frictions légères avec l'onguent mercuriel belladoné, repos au lit.

Le gonflement et la douleur augmentent jusqu'au 28. A partir de ce jour, les phénomènes inflammatoires allèrent en s'amendant, et le 2 août, jour de la sortie du malade, l'orchite avait disparu.

Le testicule, dégagé de l'anneau inguinal, était toujours un peu dur et l'épididyme, encore engagée, le coiffait en avant et en haut.

L'écoulement persistait.

Notre quatrième observation qui est de beaucoup la plus intéressante, vu sa rareté, nous a été communiquée par notre excellent ami le Dr Catelan, médecin de première classe.

Obs. IV. — *Orchite inguinale gauche chez un individu cryptorchide complet à gauche, incomplet à droite.* — Le nommé X..., canonnier à bord du vaisseau-école l'*Alexandre*, entre, après la visite, à l'hôpital du bord, le 22 novembre 1874, se plaignant de diarrhée avec coliques vives et douleur abdominale exaspérée par le mouvement et la marche.

On l'examine d'abord assez superficiellement et on constate peu de chaleur à la peau, agitation et inquiétude. Le médecin de service porte le diagnostic : Entéralgie, suite d'indigestion. Prescription : Potion calmante, eau de riz.

A la visite du soir, X..., qui a marché dans la journée, accuse des douleurs plus violentes, est très-surexcité et en proie à une fièvre très-forte. Il se plaint de douleurs atroces dans le ventre et la région lombaire du côté gauche. On explore attentivement l'abdomen et la région lombaire ; rien d'anormal à première vue ; la palpation, la pression ne déterminent pas de douleur du côté *droit* ni en avant, ni en arrière. Les douleurs lombaires, simulant des coliques néphrétiques à gauche, sont calmées par le repos, et nullement augmentées par la pression. En avant, la pression réveille la douleur au plus haut degré, mais seulement dans un point limité au niveau et un peu au-dessus du pli de l'aine. On remarque un peu de tuméfaction. X... est très-agité et sous le coup d'une véritable crise nerveuse ; le moindre mouvement du membre gauche provoque des douleurs violentes, irradiant toute la région iliaque et lombaire, jusqu'au-dessous des côtes, en arrière ; le pouls est à 96 ; il survient des vomissements bilieux. Je suis assez embarrassé pour poser le diagnostic ; est-ce une péritonite, une crise de coliques néphrétiques déterminées par un calcul engagé dans l'uretère ; une obstruction intestinale, une phlegmasie iliaque?

Je prescrivis, en attendant, des cataplames laudanisés très-chauds, des fomentations sur la région lombaire, et un lavement huileux.

Après la nuit, je suis appelé par le médecin de garde et j'arrive au moment où le malheureux X... se tord littéralement de douleurs sur son lit. Il s'était levé une heure auparavant et avait fait une vingtaine de pas avec la plus grande peine pour aller à la garde-robe. Les symptômes généraux sont des plus alarmants : il a encore eu des vomissements verdâtres, mais, circonstance qui me semble extraordinaire, le dévoiement a continué ; je m'arrètais à l'idée d'une *pelvi-péritonite circonscrite*, sans y ajouter beaucoup de foi, lorsque je me mis à examiner de nouveau très-attentivement la région inguinale gauche. La tuméfaction avait sensiblement augmenté, et l'on sentait, quoique la douleur rendît l'exploration difficile, une tumeur dure, résistante, avec tension de la peau qui semblait adhérer à la tumeur. On pouvait dès lors songer à une hernie étranglée, ce qui s'accordait assez bien avec quelques symptômes généraux (vomissements, douleurs, fièvre, etc.). Je n'en étais pas moins perplexe, lorsqu'en cherchant à explorer l'anneau inguinal externe, je reconnus que le scrotum manquait presque totalement à gauche, et qu'il n'y avait pas trace de testicule au-dessous de l'anneau. Du côté droit, la peau du scrotum, moins développée qu'à l'ordinaire, coiffait, pour ainsi dire, un testitule de volume plus faible qu'à l'état normal, et le tenait appliqué sur l'anneau. Tous mes doutes furent dissipés par cette constatation que je m'étonnais de n'avoir pas faite tout d'abord, circonstance facile à expliquer par le soin que mettait le malade à recouvrir ses organes génitaux, peu désireux, à ce qu'il paraît, de laisser voir son infirmité.

Nous étions en présence d'une orchite *inguinale*, chez un individu atteint de cryptorchidie bilatérale, complète à gauche, incomplète à droite. Restait à déterminer la cause première. Il n'y avait pas trace d'affection uréthrale ancienne ou récente : X... ne se souvenait pas d'avoir reçu le moindre coup dans l'aine (accident assez ordinaire pendant l'exercice du canon). Il avait recommencé à éprouver un sentiment de pesanteur, puis de souffrance assez modérée depuis la veille et n'avait pas demandé autre chose qu'une exemption d'exercice. On ne pouvait donc retrouver ni dans une blennorrhagie, ni dans une violence extérieure quelconque la cause première du développement de l'orchite. Mais en le retournant avec instance de tous côtés, je finis par apprendre de lui, qu'il avait été atteint, huit jours auparavant d'oreillon siégeant à gauche. Il y avait en effet, en ce moment, une sorte de petite épidémie d'oreillons à bord du vaisseau. X... avait été, comme beaucoup de ses camarades, traité de son affection par la simple exemption du service de nuit et des fomentations opiacées.

Le gonflement de la parotide gauche avait été constaté et noté par un des médecins du bord qui se souvenait très-bien, vu son peu d'étendue et le peu de réaction générale, avoir prescrit le traitement banal : Repos, onctions, purgatifs légers.

L'oreillon avait disparu depuis trois jours quand les premiers symptômes d'orchite se sont montrés. Mais il n'est pas douteux pour moi, d'après l'examen minutieux du malade auquel je me suis livré, que l'orchite n'ait été due à cette cause, et je suis d'autant plus confirmé dans cette opinion que quelque temps auparavant les nouveaux incorporés avaient présenté une petite épidémie d'oreillons, où sur 27 cas 10 furent compliqués d'orchite.

Le diagnostic porté avec certitude, je crus pouvoir annoncer que malgré les symptômes alarmants dont nous étions témoin, la guérison n'était pas douteuse. Les douleurs furent très-vives encore les deux jours suivants.

Quant à l'idée d'une complication possible de péritonite, j'en étais détourné par le trajet même des douleurs irradiantes, le peu d'étendue de l'espace sensible à la pression, enfin par l'insensibilité complète de tout le reste de la région abdominale.

Prescription : 30 sangsues appliquées, 15 dans l'aine, 15 au périnée; cataplasmes, grands bains, des compresses chaudes imbibées de liniment chloroformé, régime léger, purgatifs légers tous les deux jours.

Dès le troisième jour de l'entrée à l'hôpital la détente se prononçait, la fièvre tombait, le calme était revenu. On put alors, sans causer trop de douleur, circonscrire le siége de la douleur testiculaire qui n'était accompagnée ni de hernie, ni d'épiplocèle, comme j'en avais eu la crainte un instant.

Le testicule adhérent aux parties voisines, irréductible et immobile sous la peau légèrement enflammée avait le volume d'un petit œuf de pigeon. On ne pouvait distinguer l'épididyme du testicule.

La résolution marcha rapidement et fut complète le dixième jour.

Nous apprîmes de X... qu'il avait porté dans sa jeunesse un bandage pour une hernie du côté droit. Il n'y avait cependant pas de hernie à droite, mais une cryptorchidie incomplète, peut-être due à

une erreur de diagnostic et à l'application du bandage sur le testicule appendu au-devant de l'anneau. En effet, le testicule était
adhérent par son extrémité supérieure à l'orifice du canal dans lequel il semblait être légèrement engagé. Enfin le testicule du côté
gauche n'avait jamais dépassé l'anneau cutané, et était depuis la
naissance enclavé dans le canal.

X... qui a servi comme mousse est fort, vigoureux, bien consti-
tué, châtain; la voix est bien timbrée, masculine, le pénis a les
dimensions normales et recouvert de poils : le scrotum est écourté
à droite, fortement plissé et collé sur le testicule appendu à l'anneau; le raphé est bien marqué, le scrotum qui manque presque
complètement à gauche est remplacé par une peau plus épaisse et
recouverte de poils.

X... dit être très-porté pour les femmes, n'a jamais eu de maladie
vénérienne : son sperme n'a pas été examiné.

Notre ami M. Gauthier, étudiant en médecine a bien
voulu nous donner quelques renseignements sur un cas
d'orchite blennorrhagique chez un monorchide.

Obs. V. — M. G..., étudiant en droit, âgé de 25 ans, rue des
Écoles, est monorchide du côté gauche. Il a eu quatre ou cinq chau-
depisses. Les deux dernières ont été suivies d'orchite du côté où le
testicule était descendu dans les bourses.

En 1873, au mois d'avril, M. G. est repris de blennorrhagie à la
suite de laquelle se déclare une arthrite localisée à l'articulation
tibio-tarsienne du pied gauche. Cette arthrite est soignée par le
repos, des badigeonnages à la teinture d'iode, suivis d'une légère
compression. Huit jours de ce traitement suffisent pour faire dis-
paraître toute espèce d'inflammation et de douleur du cou-de-pied.

Mais en même temps que l'arthrite disparaissait, M. G. se plai-
gnait de douleur vive au niveau du pli de l'aine du côté gauche.
On constate en effet, par la palpation, une tuméfaction que l'on ne
peut pas trop délimiter à cause de la douleur que la simple exploration de la région fait éprouver au malade.

Le diagnostic était facile à poser, on avait évidemment affaire à
une orchite inguinale chez un individu porteur d'une chaudepisse.
On ordonne le repos le plus absolu, et des cataplasmes, les douleurs vont en augmentant pendant deux jours, on applique 10 sang-

sues sur la partie douloureuse, à la suite desquelles le malade éprouve un soulagement très-manifeste.

Quinze jours après le malade pouvait se lever et sortir de sa chambre, tout accident inflammatoire avait disparu et le malade était guéri par la simple application de cataplasmes et de sangsues.

SYMPTÔMES.

Les symptômes de l'orchite inguinale, comme en témoignent à peu près toutes les observations rassemblées dans le mémoire de Godard, et celles que venons de rapporter plus haut, se distinguent par un caractère de gravité et d'intensité qu'on rencontre très-rarement dans l'orchite scrotale. La localisation anormale de l'inflammation, les phénomènes généraux qui l'accompagnent, les complications assez fréquentes dans des organes voisins, eux-mêmes normalement ou anormalement en rapport avec le testicule inclus, créent nécessairement une différence très-accentuée dans la symptomatologie de cette même affection, suivant le siége qu'elle occupe.

Nous n'avons pas à décrire ici les symptômes de l'orchite ordinaire : il est certain qu'on les retrouve dans l'orchite inguinale. Mais de la variété de siége dépend en grande partie la variété de physionomie de la maladie, et c'est le plus important au point de vue du diagnostic, du pronostic et du traitement.

Aussi insisterons-nous principalement sur les signes que l'on peut tirer des symptômes locaux et surtout des deux principaux : douleur et tuméfaction, rapprochés des phénomènes généraux qui les accompagnent constamment.

Au point de vue de la fréquence plus grande d'un

côté, ou de l'autre, Godard affirme que l'orchite inguinale siége plus souvent à droite. Nos observations sont,
au contraire, toutes relatives à des cas d'orchite inguinale gauche. Du reste, c'est un point de peu d'importance, la monorchidie étant à peu près aussi commune
à droite qu'à gauche.

Il importe aussi de noter que le début est un peu
différent, suivant la cause. Dans le cas d'orchite blennorrhagique, il existe généralement pendant quelques
jours avant l'apparition de l'inflammation testiculaire,
une sorte de pesanteur profonde, des envies fréquentes
d'uriner, ténesme vésical, éréthisme, pollution avec
un peu de mouvement fébrile : puis tout à coup ou
presque subitement, soit après un mouvement, une
marche, soit au réveil après un sommeil agité, une
douleur des plus vives, s'irradiant dans la profondeur
de l'abdomen, annonce le commencement de l'invasion
inflammatoire.

Dans le cas de traumatisme direct, de coup de pied,
de mouvements brusques, la douleur prend rapidement
ce caractère de violence tout à fait remarquable. Enfin,
nous avons vu que dans un cas d'orchite inguinale consécutive à un oreillon (obs. n° 4), il y avait eu pendant les deux jours précédents de la gêne, de la las-
situde, de la pesanteur dans l'aine et un état nerveux
particulier.

Mais, quels que soient le début et la cause de l'orchite
inguinale, dès que la douleur est devenue un peu vive,
elle n'est plus calmée par le repos et la position horizontale, comme cela se voit dans l'orchite scrotale. Au
contraire, malgré le repos, la position, l'état d'immo-
bilité absolue, la souffrance devient plus aiguë et

s'étend du côté affecté profondément en haut et en arrière, simulant ainsi les signes d'une lésion des plus graves (volvulus, iléus, pelvipéritonite, hernie étranglée, coliques hépatiques, néphrétiques, etc., etc.).

A ces symptômes locaux correspond alors un état général qui autorise, en effet, toutes ces suppositions. Il y a presque toujours de la fièvre, un pouls petit et fréquent, des horripilations, une sorte d'état ataxique, la langue est blanche, sale, la soif très-vive ; puis surviennent des vomissements verdâtres, bilieux, qui sont de règle dans l'orchite inguinale, et qu'on observe aussi quelquefois dans l'orchite ordinaire. Tantôt il y a constipation, ce qui est une nouvelle source d'erreur d'interprétation, tantôt], au contraire, le cours des matières n'est pas interrompu, et même il existe du dévoiement.

Pendant que du premier au deuxième jour se montrent ces symptômes dont, on le comprend, la gravité et l'intensité sont plus ou moins accusées suivant le degré d'inflammation, la *tuméfaction locale* est à peine marquée, la peau n'a pas changé de couleur, et si l'on ignore la présence du testicule dans la région, rien dans la conformation antérieure ne met sur la voie de l'origine de cet appareil symptomatique alarmant.

Mais le début, différant suivant la cause productive de l'affection, diffère aussi sensiblement, suivant le siége occupé par le testicule atteint. Nous avons vu qu'on peut distinguer trois variétés bien tranchées d'orchite inguinale, correspondant aux trois variétés d ectopie testiculaire : 1° inclusion inguinale interne ; 2° inclusion interstitielle ; 3° inclusion inguinale externe.

Les deux dernières variétés offrent peu de diffé-

rence dans les symptômes du début, d'état et de déclin :
à moins toutefois que la séreuse vaginale n'ait conservé
ses communications avec la séreuse péritonéale; ce qui
est assez rare, paraît-il.

Mais dans l'inclusion inguinale interne, la persistance de la communication entre leurs deux poches est
beaucoup plus commune; ensuite, lorsque l'organe,
même dans le cas de séparation des deux séreuses,
est dans une grande partie de sa surface adossé au
péritoine qui passe directement au-dessus et en arrière, ou bien l'enveloppe en partie, cette situation
rend compte de la propagation presque inévitable de
l'inflammation du testicule au péritoine, et des symptômes de péritonite partielle dont l'orchite intra-ab-
dominale est *toujours* accompagnée.

Il s'ensuit que la douleur éclate moins subitement
dans le cas d'orchite du testicule en inclusion interne :
de plus elle est pour ainsi dire plus diffuse, et ne présente pas toujours les irradiations dans les profondeurs
de l'hypochondre et du côté du rein ou du foie, comme
cela arrive à peu près constamment, lorsque le testicule inclus est dans le canal, ou dans l'anneau externe.
C'est qu'en effet, dans l'inclusion interne, l'expansion
de l'organe tuméfié est possible dans une certaine li-
mite, et la compression beaucoup moindre au début.
Au contraire, dans les anneaux et dans le canal, le
testicule retenu dans les parois rigides et inextensibles,
dès qu'il vient à s'enflammer, ne peut se développer,
ni échapper par conséquent à la compression. De là
des douleurs irradiantes au loin, analogues d'ailleurs à
celles qu'on développe en serrant fortement un testicule
atteint d'orchite ordinaire.

Alliez.   3

La continuité de la douleur, qui va en augmentant à tel point que tous les auteurs la déclarent atroce, est un signe constant et se montrent dans toutes les variétés d'inclusion avec une intensité très-grande.

Nous avons dit que la tuméfaction n'était généralement appréciable qu'après l'explosion de la douleur. C'est là aussi un signe constant de l'orchite inguinale, et dont la condition tient à la situation respective des parties. Elle est plus tardivement appréciable dans la variété d'inclusion inguinale interne que dans les deux autres. C'est ordinairement au deuxième jour que la tuméfaction devient manifeste, alors que les parties voisines commencent à participer à l'inflammation. Avant, l'inextensibilité des parois de la cavité du testicule inclus ne permet pas de déformation bien sensible de la région. Mais ici s'ajoute une autre circonstance de nature à exagérer d'abord la compression du testicule, et consécutivement à hâter l'apparition de la tuméfaction locale. En effet, la séreuse vaginale participant toujours à l'inflammation de l'organe, il se fait comme dans les orchites ordinaires, un épanchement intra-vaginal plus ou moins considérable de sérosité. En un mot, il y a toujours vaginalite concomitante. Alors commencent à prendre part au travail phlegmasique, les tissus composant les parois du canal inguinal qui enclavent le testicule. La peau devient rouge, tendue, et si l'on cherche à déterminer par la palpation les limites de la tumeur, on rencontre une sorte d'empâtement diffus qui, joint à la douleur excessive réveillée par la moindre pression, permet difficilement de la circonscrire. On a seulement la sensation d'une tumeur dure, résistante, adhérente à la peau, irréductible et en général proéminente. Plus tard, quand la résolution s'opère, ou bien, comme l'a conseillé Velpeau et comme ont fait quelques chirurgiens, quand on débride la paroi antérieure du canal, et l'enveloppe vaginale, il est possible de délimiter assez exactement le testicule dont le volume est sensiblement augmenté et qui est retenu immobile au fond de sa coque adventive.

La forme de la tumeur n'offre rien de particulier ; elle est peu proéminente, oblongue ou allongée en haut et en dehors dans le sens de la direction du canal. Lorsque le testicule est à l'anneau interne, la tumeur n'est appréciable qu'au palper, et donne la sensation d'un corps rond du volume d'une petite pomme située profondément, et plus facile à mobiliser.

En somme, dans l'orchite externe et interstitielle, la tumeur a tout à fait l'apparence d'un bubon ou d'une adénite de moyen développement (obs. du Dr Catelan). Il est nécessaire d'ajouter que l'on ne parvient pas à distinguer les deux parties de la glande, qui, presque toujours, sinon toujours sont prises simultanément et donnent la sensation d'un corps arrondi unique.

L'exploration du reste en est presque impossible dans la période d'état, c'est-à-dire dans les deux ou trois premiers jours, à cause des douleurs violentes qu'elle porte au paroxysme. Tous les auteurs ont noté cette exagération de la souffrance au moindre contact, pendant la période aiguë de l'inflammation.

En résumé, les symptômes de début et d'état de l'orchite inguinale consistent : 1° en phénomènes généraux : fièvre, vomissements, quelquefois état typhoïde ; 2° en phénomènes locaux : douleur très-vive à siége limité, s'irradiant vers les profondeurs de l'abdomen, s'exaspérant au moindre contact, non calmée par le repos et la position horizontale, allant en augmentant d'intensité depuis le début des accidents ; 3° en une tuméfaction consécutive à l'apparition de la douleur ; tuméfaction constituée par le testicule augmenté de volume et baigné dans l'épanchement intra-vaginal, par les parties voisines (tissu cellulaire, ganglions, peau enflammée par propagation de l'inflammation testiculaire).

MARCHE. TERMINAISON. COMPLICATIONS.

Les symptômes généraux s'aggravent très-rapidement du premier au cinquième jour, mais s'il n'y a pas de complication de péritonite, il arrive que la fièvre ne dépasse pas un certain degré, circonstance déjà capable de donner l'éveil. La douleur, au contraire, suit constamment une marche exacerbante, et devient telle, qu'elle détermine quelquefois des attaques convulsives, un certain état ataxique, un épuisement nerveux considérable et parfois un véritable tétanos. Godard en cite un exemple emprunté à l'excellente thèse de M. O. Lecomte (p. 44).

Il est bien entendu que nous ne parlons que des formes les plus graves. Ces symptômes peuvent être nuls, ou à peine sensibles, dans certains cas légers ou bien grâce à la constitution et au tempérament du sujet affecté. Il n'y a d'exception que pour la douleur qui, dans tous les cas , aquiert une grande violence. Le témoignage des observations est unanime sur ce point.

La résolution est la règle, et suit la détente qui s'opère en général vers le quatrième ou cinquième jour ; la terminaison par suppuration a été observée assez rarement, quoiqu'il y ait lieu de les croire plus à redouter que dans l'orchite ordinaire. Enfin des erreurs de diagnostic ont quelquefois conduit à une intervention chirurgicale dont le résultat est, la plupart du temps, fâcheux. Dès que la douleur diminue, les autres symptômes graves disparaissent très-rapidement. Quant à la tumeur, il est difficile d'apprécier ses changements avant que l'exploration soit possible. On peut toutefois avancer que, à moins d'étranglement suivi de gangrène, elle finit par s'affaisser, mais assez lentement. Du reste, s'il n'y a pas complication phlegmoneuse des tissus voisins, il est rare qu'elle change notablement l'aspect de la région qui est seulement le siége d'une rougeur, et d'un peu de proéminence oblongue insolite.

Pour ce qui est des accidents lointains, ici encore comme dans l'orchite ordinaire, on a à craindre la persistance de noyaux d'induration qui peuvent tôt ou tard, être suivis d'une atrophie complète de la glande et la prédisposent en tout cas à des dégénérescences ultérieures. L'affection du reste, même une fois guérie, paraît laisser des traces longues à s'effacer et de ce nombre l'orchite chronique caractérisée par l'hypergenèse du tissu fibreux interlobulaire et la résorption graduelle des tubes séminifères. L'orchite chronique doit toujours faire redouter ces terminaisons malignes, dont les exemples rassemblés et cités par Godard d'après Curilng, Richter, O. Lecomte, etc., sont assez nombreux.

Les cas connus des récidives dans un testicule inclus doivent aussi faire supposer en principe que la prédisposition à l'inflammation est accrue. Curling (1) rap-

(1) Curling. Traité des maladies du testicule, traduit par M. Gosselin, 2º édit., p. 42.

porte un fait emprunté à Hamilton (de Dublin) de récidive aiguë. 15 jours après la guérison d'une orchite inguinale de cause traumatique et pour laquelle, en raison des accidents graves, ce chirurgien fit, avec succès, l'ablation de la glande malade.

Ainsi, l'on doit toujours regarder une première atteinte d'orchite inguinale, qu'elles qu'en soient d'ailleurs la cause et l'origine, comme une menace de récidive, et plus tard de dégénérescence. L'opinion de Godard est d'ailleurs très-précise à ce sujet, ce qui semblera très-rationnel, si l'on considère la fréquence proportion·nellement plus considérable des dégénérescences du testicule dans le cas d'inclusion inguinale. Il est inutile d'ajouter qu'au point de vue de la génération, l'orchite du testicule inclus n'a aucun inconvénient, puisqu'il est parfaitement prouvé, que dans cette situation il sécrète une sperme dépourvu de spermatozoïdes.

Nous n'avons pas à parler des complications qui peuvent accompagner l'inflammation du testicule inclus :

1° La plus redoutable est sans contredit la péritonite, elle peut survenir dans deux cas : *a.* par extension de l'inflammation de l'organe voisin (inclusion inguinale interne) sans qu'il y ait communication entre la tunique vaginale et le péritoine ; *b.* par suite de la communica·tion persistante des deux cavités séreuses.

L'inflammation primitivement localisée dans le testicule s'étend à la séreuse abdominale et provoque la péritonite générale. Or, comme il n'est guère souvent possible d'affirmer l'oblitération du canal primitif de communication entre les deux poches, on comprend combien l'on doit être réservé sur le pronostic dans les premiers jours.

2° Le testicule non descendu peut être renfermé dans l'anneau avec une anse d'intestin qui, dans certains cas, l'enveloppe en partie, dans d'autres lui est accolé. Il y a alors propagation de l'inflammation d'un organe à l'autre, et étranglement possible consécutif. La situation est des plus graves surtout si l'intestin hernié a contracté des adhérences avec le testicule inclus.

Une épiplocèle peut aussi exister simultanément avec l'inclusion testiculaire dans le canal inguinal ; le danger, quoique grand, peut être ici plus facilement conjuré, si le diagnostic est porté d'avance et la situation respective des organes reconnue.

3° Une complication dont on ne cite pas d'exemple, mais dont on doit prévoir la possibilité, est celle d'un état névralgique analogue à celui qui est observé dans certains cas d'épididymite ordinaire, et dont on trouve un cas remarquable dans les cliniques de M. Gosselin (t. II, p. 405).

La sensibilité de ces sujets est exaltée au suprême degré par l'inflammation de la glande, déjà si douloureuse par elle-même. On est en droit de craindre alors l'épuisement par la souffrance, les accès convulsifs, le tétanos, etc.

4° Enfin peuvent exister simultanément une adénite lymphangitique, un bubon vénérien ou syphlitique, des tumeurs ganglionnaires, etc., etc. Ces complications, peu ordinaires, ne sont guère connues. On ne doit pas néanmoins perdre de vue la possibilité de leur existence.

Nous n'avons pas eu l'occasion d'examiner (*post*

mortem) des testicules atteints d'orchite. Ou bien la glande revient à son volume primitif et conserve sa structure, ou bien, ce qui est le plus commun, il se fait un dépôt plastique et plus tard survient une atrophie lente, qui altère peu à peu la structure de l'organe et le réduit à l'état fibreux, ou graisseux; nous ne pouvons, à cet égard, que rapporter l'opinion des auteurs (Follin, Godard) qui regardent cet état comme une prédisposition aux dégénérescences tuberculeuse et cancéreuse.

On voit, d'après tout ce qui précède, à combien de causes d'erreur donne lieu l'orchite inguinale.

Voici à ce sujet ce qu'écrivait O. Lecomte dans son excellente thèse de 1851, pag. 6 et 7 :

« La présence d'un testicule dans une région qui lui est étrangère est souvent une infirmité et peut déterminer des accidents graves. Cet organe peut s'enflammer, s'altérer, dégénérer et présenter les diverses affections dont le testicule descendu dans les bourses est atteint. Or, il résulte des rapports anormaux de la glande séminale des modifications notables dans la symptomatologie, le diagnostic et la thérapeutique. »

Richter, Curling, Velpeau, Godard, M. Gosselin, n'ont fait que confirmer les idées contenues dans ce passage.

Si après tant d'auteurs plus autorisés que nous, il était besoin de démontrer les difficultés du diagnostic, l'exemple des observations inédites, rapportées plus haut, en serait une preuve nouvelle.

Dans chacune d'elles on voit, en effet, le médecin douter, hésiter, chercher, se tromper, et n'arriver qu'après une longue incertitude à saisir le caractère de la lésion. Et qui saura jamais combien de cas de ce genre ont eu un dénouement différent à la suite de méprises non avouées ou non reconnues?

Il y a donc une importance majeure à poser les bases du diagnostic différentiel de l'orchite inguinale. Malheureusement les signes précis et tout à fait pathognomoniques manquent, et c'est surtout en pesant avec soin les renseignements antérieurs, les symptômes d'invasion, d'augment, l'état des parties, soigneusement et complètement explorées, et en procédant par exclusion, que l'on peut arriver à un diagnostic assuré.

On peut être embarrassé ou induit en erreur dans les deux conditions suivantes :

1° L'état de monorchidie ou de cryptorchidie est connu ; 2° ou bien, ce qui est le plus commun, le malade, par un sentiment de fausse pudeur, dissimule avec soin son infirmité, d'autres fois il l'ignore luimême.

Dans le premier cas l'inflammation de la glande est tout de suite reconnue, il s'agit alors d'établir s'il n'y a pas de complications, par propagation de la phlegmasie au péritoine, à une anse intestinale herniée, à un paquet d'épiploon contenu dans le canal, etc., ou bien si l'orchite inguinale n'est pas consécutive à un étranglement herniaire ou à une inflammation de voisinage.

Ici, on devra rechercher la cause première (blennorrhagie, oreillon, traumatisme, rhumatisme articulaire, etc.). Le port d'un bandage peut renseigner sur l'existence d'une entérocèle ou d'une épiplocèle, ou sur une méprise de longue date au sujet du testicule inclus méconnu. On s'assure aussi si la tumeur était réductible ou adhérente et immobile.

On ne confondra pas avec une hernie, avec un épanchement dans la vaginale, si la tumeur est uniforme, résistante, non réductible, avec gargouillement, douloureuse à la pression.

Une épiplocèle donnera la sensation, au-dessus ou à côté du testicule inclus, d'un corps irrégulièrement globuleux, mamelonné, non réductible, sans gargouillement.

Un ganglion enflammé peut donner quelque embarras ; mais connaissant la position du testicule, il suffira, la plupart du temps, de rechercher la cause première de l'inflammation, et de ne pas oublier la direction qu'affecte le bubon vénérien (transversale), ou l'adénite lymphangique (longitudinale).

Il est de beaucoup plus ordinaire d'être appelé auprès d'un malade qui ignore l'ectopie testiculaire, ou qui la dissimule soigneusement. C'est alors qu'on est surtout exposé à être induit en erreur, par les symptômes anormaux qui nous frappent dès l'abord, si l'on n'a pas affaire à une de ces formes légères qu'on rencontre quelquefois aussi.

La première idée qui se présente à l'esprit, est celle d'une péritonite ; on doit alors procéder à un examen attentif des parties, et ne pas oublier que la péritonite, chez l'homme, en dehors de la tuberculisation, n'occupe pas au début un espace aussi restreint, à moins d'être la conséquence de violences ou d'une blessure profonde. Les symptômes rationnels de la péritonite constituent un ensemble de signes qu'on ne trouve pas dans l'orchite inguinale, où la fièvre, les frissons sont plutôt le résultat de la souffrance excessive que de l'inflammation limitée au testicule.

Enfin, l'ectopie testiculaire étant reconnue par un examen complet et méthodique, tous les doutes sont levés, mais il faut encore songer à une propagation possible de l'inflammation au péritoine, si la séreuse vaginale communique avec la cavité péritonéale.

On pourra de même songer à une entéralgie, aux coliques néphrétiques ou hépatiques, à une occlusion intestinale, à un abcès. Les antécédents, l'existence d'une blennorrhagie, d'oreillons, de violences, etc., etc., l'examen des selles, des urines, écarteront l'idée de ces affections; la constatation de l'inclusion testiculaire permet alors de poser sûrement le diagnostic.

On distingue l'orchite inguinale d'une hernie étranglée par la nature des vomissements, bilieux dans l'orchite, fécaloïdes dans l'étranglement herniaire, et par ce seul fait que le cours des matières n'est pas interrompu, par l'aspect du facies propre aux individus atteints de hernie étranglée. Mais ces signes pourraient être tardifs, et alors, suivant l'expression de Godard, « le diagnostic différentiel, entre l'orchite inguinale et la hernie étranglée offre les plus sérieuses difficultés. »

Dès que la monorchidie est reconnue, on doit surtout chercher la cause de la tumeur enflammée et des antécédents. S'il existait une blennorrhagie, on devrait conclure à l'orchite inguinale. Si, au contraire, on apprend que la tumeur était réductible avant, avec ou sans bandage, et qu'elle a été tout à coup immobilisée, on aura affaire à une hernie étranglée; alors l'inflam mation du testicule n'est plus qu'un accident d'importance secondaire.

Néanmoins, il faut avouer qu'on n'arrive pas facilement à un diagnostic certain quand le testicule et une anse d'intestin sont ensemble dans le canal inguinal. Voici ce qu'en dit Godard (p. 94) : « On peut parfaitement diagnostiquer une hernie étranglée chez un monorchide : faire l'opération, puis prendre le sac herniaire pour le testicule qui manque dans le scrotum, et le laisser en place, en se bornant à dilater l'anneau ; c'est cette erreur qui a été commise par Steidele. L'erreur, dans ce cas, était d'autant plus facile, que le sac herniaire était rond, de la grosseur d'une petite poire dure, et sans élasticité. Toutefois, Steidele s'aperçut de sa faute le lendemain de l'opération, car les accidents de l'étranglement avaient augmenté de violence. Il ouvrit le sac herniaire, mais il était trop tard : l'intestin était gangrené, et le malade succomba. » (1).

Dans la grande majorité des cas, il est presque impossible de distinguer, d'une manière sûre, si la tumeur qui siége dans le canal inguinal est formée par le testicule enflammé ou par une anse intestinale étranglée, ou par les deux à la fois. Bien des erreurs de ce genre ont été commises. Ainsi, M. Delasiauve rapporte l'exemple d'une orchite inguinale qui fut prise pour une hernie étranglée. On pratiqua l'opération ; l'erreur ayant été reconnue trop tard, le testicule fut enlevé (2).

L'examen complet des parties fera certainement découvrir la monorchidie. Le difficile, c'est d'établir la

(1) Richter. Traité des hernies, vol. II, p. 124.
(2) Revue médicale, mars 1870.

nature de la tumeur enflammée. Les commémoratifs seront recherchés avec le plus grand soin, et pourront fournir une indication utile.

D'après l'opinion des auteurs, comme de la lecture de nos observations, on voit que l'important est avant tout de connaître l'ectopie testiculaire ; mais qu'il est des cas compliqués où la difficulté n'est pas résolue pour cela.

TRAITEMENT.

Nous ne nous étendrons pas trop longuement sur le traitement, qui est le même que dans l'orchite scrotale.

Si l'on a affaire à une orchite de médiocre intensité, on devra se contenter de conseiller le repos au lit, de donner un ou deux grands bains prolongés, de faire des applications de cataplasmes fortement laudanisés, et de donner quelques légers purgatifs.

Si l'affection est plus grave et si le malade souffre trop, il faudra appliquer de 15 à 20 sangsues sur la partie douloureuse. On administrera en même temps des purgatifs, et on frictionnera la région affectée avec de l'onguent mercuriel. Si les accidents persistaient, il faudrait, à l'exemple de Velpeau, faire des mouchetures avec une lancette ; on pourrait même débrider le testicule, et même ponctionner la glande séminale elle-même.

Si l'on avait affaire, comme dans le cas de M. Gosselin, à une névralgie du testicule, on donnerait des narcotiques, deux pilules de Méglin par jour, et un suspensoir.

CONCLUSIONS.

1° L'orchite inguinale est toujours une affection sérieuse, quand il existe une communication entre les deux cavités vaginale et péritonéale.

2° Elle se présente depuis les formes les plus légères, jusqu'aux formes les plus graves, avec ou sans complications.

3° La nature, la gravité, la soudaineté des symptômes, lui donnent une physionomie simulant des affections plus graves en réalité (péritonite, hernie étranglée, etc.), qui apportent au diagnostic les plus sérieuses difficultés.

4° Il est donc toujours nécessaire de procéder avec le plus grand soin à l'examen des parties, et de déterminer la position du testicule. Car ce n'est qu'en étant bien sûr du siége occupé par cet organe inclus dans le canal, que l'on peut porter un diagnostic précis.

5° L'orchite inguinale, surtout si elle récidive, prédispose le testicule atteint à des dégénérescences ultérieures.

9 782014 037432